日常用眼习惯
自查评分表

Q1： 是否有趴着看书或者写字的习惯？
　　　　是（　　）　　否（　　）

Q2： 是否有歪头看书或者写字的习惯？
　　　　是（　　）　　否（　　）

Q3： 是否有躺着看书的习惯？
　　　　是（　　）　　否（　　）

Q4： 是否常在走路、坐车时看书？
　　　　是（　　）　　否（　　）

Q5： 是否有揉眼睛、眯眼睛的习惯？
　　　　是（　　）　　否（　　）

Q6： 课间是否很少定时远眺？
　　　　是（　　）　　否（　　）

Q7： 是否经常看书、写字一次性用眼时长在 40 分钟以上？
　　　　是（　　）　　否（　　）

Q8： 是否每天都看手机、电视、电脑、iPad 等电子产品？
　　　　是（　　）　　否（　　）

Q9： 是否经常近距离（少于 3 米）看电视？
　　　　是（　　）　　否（　　）

Q10： 每天玩电子产品时长累计是否超过 30 分钟？
　　　　是（　　）　　否（　　）

Q11： 是否有在黑暗中玩手机、看电视的习惯？
　　　　是（　　）　　否（　　）

U0299117

Q12： 是否经常在阳光强烈的环境下看书或者写字？

是（　　）　　否（　　）

Q13： 是否不爱吃蔬菜水果？

是（　　）　　否（　　）

Q14： 是否爱吃油炸食品和甜食？

是（　　）　　否（　　）

Q15： 是否很少参加户外锻炼？

是（　　）　　否（　　）

Q16： 每天户外活动时长累计是否少于 2 小时？

是（　　）　　否（　　）

Q17： 是否睡眠时间不足？（小学生、初中生、高中生每天睡眠时间分别不少于 10 小时、9 小时、8 小时。）

是（　　）　　否（　　）

Q18： 每天做眼保健操时是否只是随便应付一下？

是（　　）　　否（　　）

Q19： 是否超过半年时间才检查一次视力？

是（　　）　　否（　　）

Q20： 发现自己视力下降时是否不愿意告诉家长和老师？

是（　　）　　否（　　）

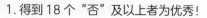

自查评分表结果分析：

1. 得到 18 个"否"及以上者为优秀！
2. 得到 16~17 个"否"者为良好！
3. 得到 12~15 个"否"者为合格！
4. 得到 11 个"否"及以下者为不合格！

姚玉峰 主编

陈博君 潘 飞 著

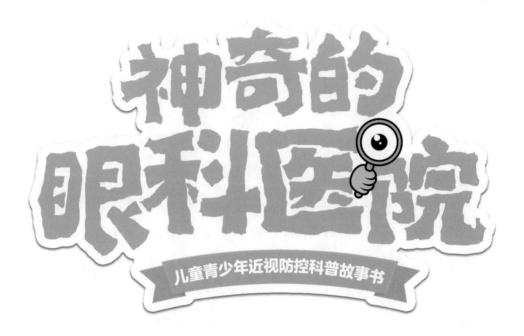

神奇的眼科医院

儿童青少年近视防控科普故事书

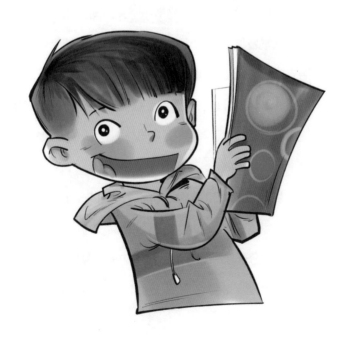

浙江少年儿童出版社·杭州

序言

　　漫步街头时,如果稍加留意,你就会发现: 现在中国戴眼镜的人实在是太多了。跟 20 年前相比,我国近视人数已成倍增加。

　　2019 年 4 月, 国家卫健委发布调查结果: 我国儿童青少年总体近视发病形势严峻——2018 年全国儿童青少年总体近视率为 53.6%。其中, 6 岁儿童为 14.5%, 小学生为 36.0%, 初中生为 71.6%, 高中生则高达 81.0%。我国的近视人数不断增加, 且近视群体呈现低龄化的趋势, 已经影响到中国国民基本健康的体质和素质。习近平总书记作出重要指示指出, 我国学生近视呈现高发、低龄化趋势, 严重影响孩子们的身心健康, 这是一个关系国家和民族未来的大问题, 必须高度重视, 不能任其发展。总书记指示有关方面, 要结合深化教育改革, 拿出有效的综合防治方案, 并督促各地区、各有关部门抓好落实。总书记强调, 全社会都要行动起来, 共同呵护好孩子的眼睛, 让他们拥有一个光明的未来。

　　可见, 近视的高发、低龄化和重度化, 不仅关乎个人的健康体质和身体素质, 更关乎全社会的健康和民族素质。

　　要解决近视的高发、低龄化和重度化的问题, 关键在于预防。要让预防工作真正落地, 需要个人、家庭、学校和社会加以重视、协调和推进。预防的要点在于科学用眼, 在于合理地分配学习和运动锻炼的时间, 掌握好用眼和休息的节奏, 真正实现"德、智、体、能"的综合培育、整体平衡和全面发展。而如何做到科学用眼，需要专业人员深入到一线进行真正的科普和宣传。浙江大学医学院附属邵逸夫医院眼科通过发挥自己的专业特长，在科室成立近视防控小组，通过对接托幼机构、中小学校，培训校医和保健老师的方式，将各种趣味活动与科普宣传融为一体，希望把科学用眼的知识真正深入人心地推广到社会中去。《神奇的眼科医院 儿童青少年近视防控科普故事书》用生动有趣的故事告诉儿童青少年保护视力和眼睛健康的重要性，并将爱眼、护眼的知识传递给他们，让健康教育与科普宣传发挥更大作用。

　　我们所做的工作很有限，知识和能力也有限，现不揣浅陋将这本书呈献给大家，希望起到抛砖引玉的作用。错漏之处，在所难免，期待批评指正，以便于我们进一步改进和提高。

国家卫健委儿童青少年预防近视科普专家、
"白求恩奖章"和"最美奋斗者"荣誉获得者

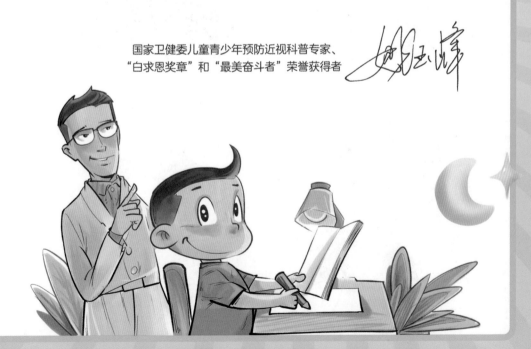

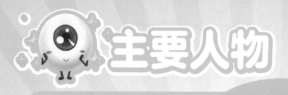

主要人物

潘卡卡

陈　凯

罗云溪

洪彤彤

丁嘉峰

目 录

奇奇怪怪的同学们　　　　　1

五花八门的动物眼睛　　　　6

长在脸上的"照相机"　　　16

神秘的通关卡　　　　　　22

正确看书"五不要"　　　　26

哪种坐姿最正确　　　　　29

"眼气球"要爆炸了　　　　32

可怕的光刺激　　　　　　37

眼睛需要休息了　　　　　42

最后的通关密码　　　　　45

尾　声　　　　　　　　　52

科普小贴士　　　　　　　55

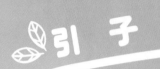

引子

　　潘卡卡要上小学啦！他兴奋得好几个晚上都没睡好觉。

　　不过他有点担心自己的眼睛。因为最近一段时间，每次看远处时，他总觉得有点模模糊糊的，得把眼睛眯起来，才能勉强看清眼前的东西。

　　要是上学了，看不清黑板上老师写的字，那可怎么办呢？

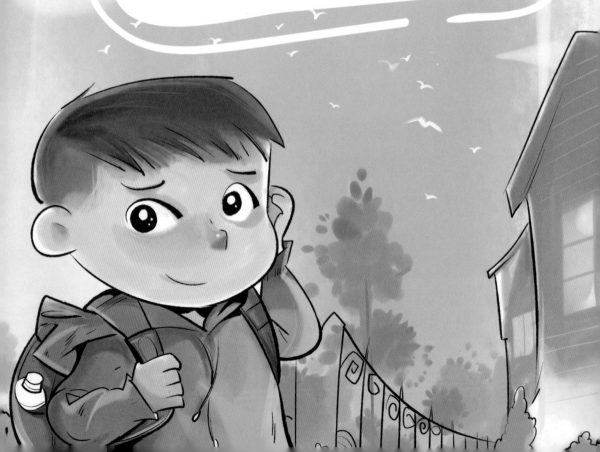

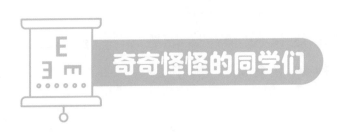

奇奇怪怪的同学们

上学第一天，潘卡卡就碰到了一群奇奇怪怪的同学。

你看啊，坐在最前排正中央那个脸蛋肉嘟嘟的小姑娘，一个劲儿地冲着潘卡卡眨巴大眼睛。

坐在这个小女生边上的，是一个高高瘦瘦的男生，说起话来尖声细气的，还总爱斜着眼睛看人。

潘卡卡的座位在第三排的中间。他走近自己座位的时候，发现同桌是一个块头挺大的小胖墩。潘卡卡眯眼望去，只见这个胖同桌正懒洋洋地趴在桌子上看书。

潘卡卡刚在自己的座位上坐好，前排一个圆

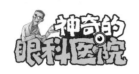

脸男生忽地转过身来，热情地凑到潘卡卡面前："嘿，新同学，你好！我叫罗云溪。"

天哪，这位同学怎么把脸凑得这么近，潘卡卡都能感受到他呼出来的气息了。

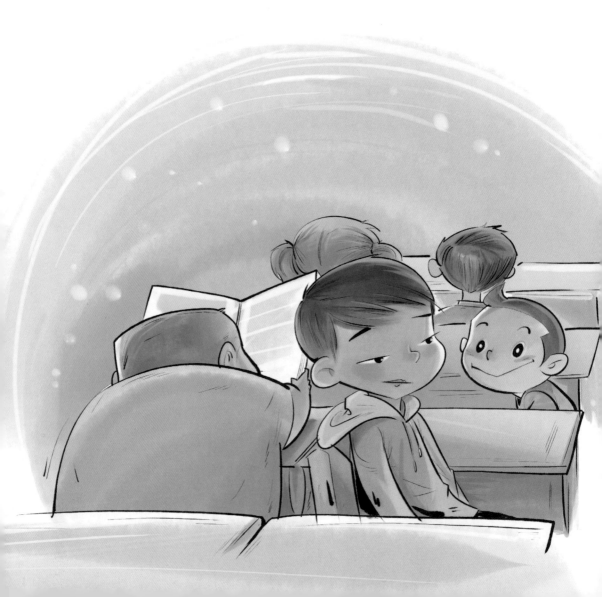

"班里的同学好奇怪啊。"潘卡卡正想着，突然听见有一个同学指着自己在喊："这位同学，你的眼睛怎么老是眯着？"

没想到在别人的眼里，自己竟也是个奇怪的同学！

这时候，老师走进了教室。

"同学们，欢迎大家来到一年级！我是你们的班主任李老师。"李老师清了清嗓子，大声说道，"现在我们来互相认识一下，请叫到名字的同学站起来，让大家加深一下印象。"

刚才还有些闹哄哄的教室顿时变得鸦雀无声，同学们一个个都竖起了小耳朵，等待着老师报到自己的名字。

"罗云溪。"

随着一声响亮的"到"，前排那位把脸贴得很近看人的男生站了起来。

"丁嘉峰。"

"到！"爱斜眼看人的瘦高个男生站起身来，声音还是那样又尖又细。

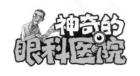

"陈凯。"

"到！"潘卡卡的同桌从课桌上直起腰来，懒洋洋地站起身。

"洪彤彤。"

"到！"潘卡卡循声望去，哦，原来那位爱眨眼的小女生名叫"红彤彤"呀。

点名结束后，李老师向大家宣布了班级纪律，然后说："现在，我要先带大家去参观一家很特别的儿童眼科医院。"

眼科医院？上学第一天，不是应该有很多事情要做吗？为什么要去眼科医院？同学们的脸上顿时写满了一个个问号。

李老师仿佛猜到了孩子们心中的疑惑，她微笑着说："为什么我们要先去眼科医院呢？因为眼睛是心灵的窗户，可是这扇'窗户'很脆弱，如果不合理用眼睛就会近视。同学们，你们知道什么是近视吗？"

"我知道！我知道！近视就是眼睛出问题了，看东西得凑得很近。"罗云溪高高地举着手，大声回答。

"没错，得了近视，视力就会变差，上课时就会看不清黑板，导致同学们注意力不集中，严重影响学习！"李老师循循善诱道，"那同学们想不想知道，我们的眼睛究竟是怎么工作的呢？"

"想！"同学们异口同声地回答。

"大家想不想知道为什么会得近视眼，我们该怎么预防近视呢？"

"想！"大家的声音中已经充满了期待。

"那我们这就出发，去眼科医院学习一下吧！"

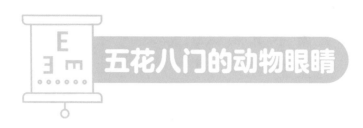

五花八门的动物眼睛

　　一辆崭新的校车把同学们送到了一家眼科医院门口。在李老师的带领下，同学们排着队鱼贯进入了医院的大厅。

　　潘卡卡好奇地四下张望，只见大厅的墙上挂满了各种各样的动物照片。大厅正中央，一位身穿白大褂、戴着黑框眼镜的医生叔叔，正笑容可掬地迎接着大家呢。

　　"同学们，欢迎来到我们儿童眼科医院。你们看，绝大多数的动物，都跟我们人类一样有眼睛。"医生叔叔指着身后的图片缓缓说道，"但是不同的动物，看到的画面可不完全一样哦……"

　　"怎么不一样呢？"潘卡卡忍不住唰地一下

举起手，好奇地问。

"这位同学问得好！"医生叔叔笑着说，"不同的动物眼睛，看到的画面究竟跟人眼看到的有什么差别呢？大家想不想亲身感受一下？"

"想！想！"同学们顿时沸腾起来。

"那好，请每一位同学选择一幅动物图片，我等下就会把大家暂时变成你们自己选择的动物……"医生叔叔话音未落，同学们就都哇的一声大叫起来。

变成动物！那会是什么样的感觉呢？

大家正兴奋着，只见医生叔叔挥了挥手："现在，大家都选好动物了吗？"

"选好了！选好了！"同学们早已按捺不住。

"好，那就请大家跟着我，走进我们的趣味实验室吧。"说完，医生叔叔推开大厅边上的一扇门，大步流星地走了进去。

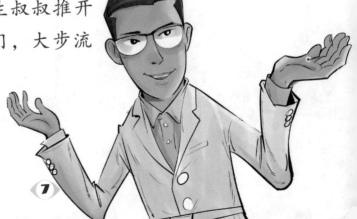

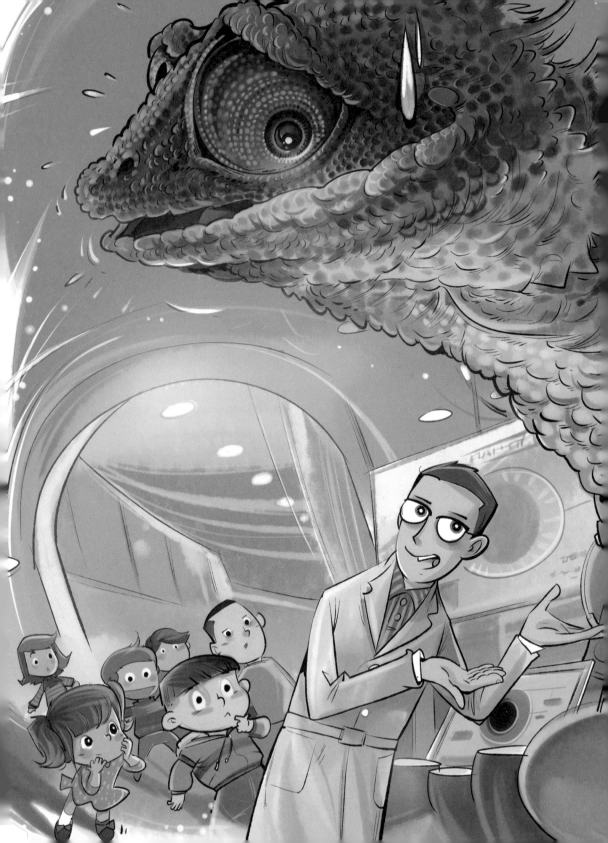

静悄悄的实验室里，黑咕隆咚的，什么也看不见。

大家手拉着手站着，谁也不敢发出声音。黑漆漆的房间里，只听到同学们紧张的呼吸声。

医生叔叔怎么把大家变成动物呢？潘卡卡选择的是蜥蜴。他有些担心，心里直嘀咕：变成蜥蜴的过程会不会很痛苦、很难受啊？

潘卡卡正担忧着，忽然听见一阵奇怪的音乐在头顶轻轻响起。那乐声舒缓悠扬、若有若无，听得大家不知不觉间昏昏欲睡起来。

潘卡卡觉得眼皮越来越沉、越来越沉，很快就睡着啦。

当他再次睁开眼睛的时候，原本漆黑的实验室已被灯光映照得一片亮堂。

潘卡卡惊奇地看了看自己的身体，天哪！身上的皮肤五彩斑斓、凹凸不平，他真的变成一只大蜥蜴了！再瞧瞧四周，老虎、狮子、兔子、斑马、蟒蛇、蜘蛛、蜜蜂、苍蝇……简直成了一个动物园了！

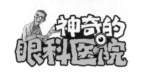

"请那位变成蜥蜴的同学，告诉大家你看到了怎样的画面。"医生叔叔浑厚的声音在头顶响起。

"噢噢，眼睛！我们是来感受动物眼睛的。"听医生叔叔点到了自己，潘卡卡猛然醒悟过来，他下意识地想眯起双眼，却发觉自己的眼睛竟然没有眼皮。

"我……我没法闭眼。"潘卡卡又尝试着转了转眼睛，激动地说，"不过我的眼珠子竟然可以前后翻动，一下子就可以把前后左右、四面八方的景象都看清楚了呢！"

"我也是！"一匹漂亮的斑马在一旁尖声高喊，一听那又尖又细的声音，就知道它一定是爱斜眼的丁嘉峰变的。

"那说说看，你看到了怎样的画面？"医生叔叔问道。

"我看到的画面，比以前宽阔多啦，就好像在看宽银幕电影一样。不过……"说着，斑马突然皱了皱眉头，"就是不知道为什么，正前方

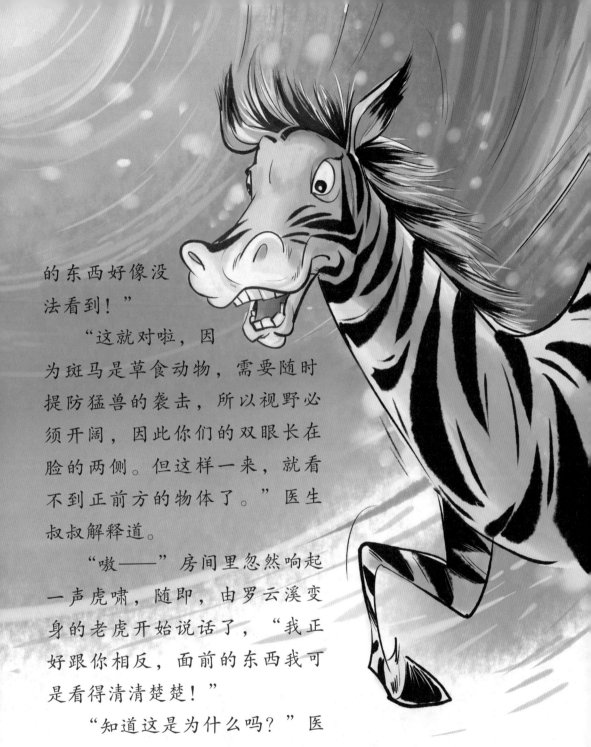

的东西好像没法看到！"

"这就对啦，因为斑马是草食动物，需要随时提防猛兽的袭击，所以视野必须开阔，因此你们的双眼长在脸的两侧。但这样一来，就看不到正前方的物体了。"医生叔叔解释道。

"嗷——"房间里忽然响起一声虎啸，随即，由罗云溪变身的老虎开始说话了，"我正好跟你相反，面前的东西我可是看得清清楚楚！"

"知道这是为什么吗？"医

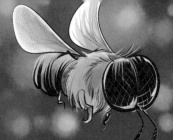

生叔叔的声音再次响起，"因为你要猎食动物，必须看清正前方的物体才能捕猎，所以你的双眼是长在脸的正前方的，就跟我们人类一样。"

"我们的眼睛也和老虎一样，是长在前面的呢！"一只猫头鹰和一只大花猫异口同声地说道。

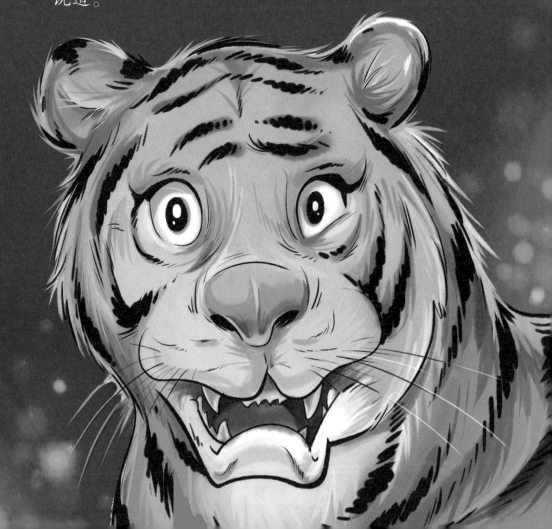

"没错，而且你们还有一种特殊功能，就是你们的瞳孔在黑暗中会张得很大。"医生叔叔继续说道，"所以你们都是夜视动物，能够在夜晚进行捕猎。"

"哇，真厉害！"边上的小动物们纷纷赞叹起来。

"嗨，我的眼睛才棒呢！"一只漂亮的小蜜蜂用力地拍打着透明的翅膀喊道，"现在我看你们都清清楚楚的，再也不用眨眼睛、揉眼睛了……"

哈哈，这只小蜜蜂一定是老眨眼睛的洪形形变的，潘卡卡笑了起来。

"动得再快的东西，都逃不过我的眼睛！"小蜜蜂得意地说。

"那是因为你长了一对复眼。"医生叔叔的声音再次响起，"另外你还有三只单眼，所以你的视觉特别发达，尤其对高速运动的物体特别敏感。"

"我也有复眼！我也有复眼！"明亮的实验

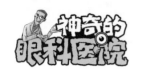

室里忽然响起一片嘤嘤嗡嗡的声音，由其他同学变成的虾、蟹、苍蝇、蚊子、蜻蜓、蝴蝶、金龟子和萤火虫都纷纷喊叫起来。

就在各种动物争先恐后地介绍着自己的眼睛时，潘卡卡蓦然发现身边有一只肥肥的小蜗牛，正无精打采地趴在地上，一句话也不说。

"喂，小蜗牛，你是谁呀？"潘卡卡好奇地问道。

"我是陈凯啊。"小蜗牛懒洋洋地说。

难怪老趴着，原来它是陈凯呀！潘卡卡问："你为什么不跟大家说说你的眼睛呢？"

"我眼前一片模糊，什么也看不见……"

"嘻嘻，你有眼睛吗？我怎么没看见？"斑马丁嘉峰探过头来，插嘴道。

"当然有啦，这不是吗？"小蜗牛动了动两对触角。

"原来触角头上的黑点点，就是你的眼睛啊！"潘卡卡恍然大悟。

"是啊，所以我有眼睛呢。就是视力比较

差，只能感知光线明暗的变化，根本看不清你们长什么样子。"小蜗牛慢吞吞地说道，"不过这样也蛮好的，我可以慢慢地爬，反正也用不着看清楚你们的样子……"

正当大家沉浸在感受动物奇妙视力的惊奇与兴奋之中时，实验室里的灯光忽然一下全都熄灭了。那种轻柔悠扬的音乐，又在黑漆漆的实验室里响起。在这令人放松的乐声中，医生叔叔用低沉的嗓音告诉大家："我们的趣味体验到此结束……"

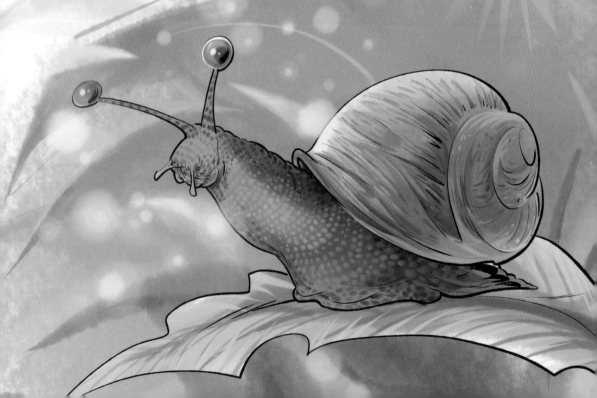

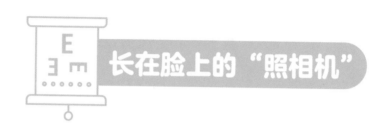

长在脸上的"照相机"

当灯光再次亮起的时候，潘卡卡感觉自己好像从一场梦中醒来。再看看周围，哈哈，同学们都和自己一样，全变回人类啦！

"同学们，刚才大家都感受过了动物眼中的世界。其实我们人类的眼睛，与动物们的眼睛构造和功能都是大致相同的。"医生叔叔一边说，一边比画着双手，"那么有谁能告诉我，为什么我们的眼睛能够把那么远的房子，还有那么高的大山都装进来呢？我们的眼睛究竟是怎么工作的呢？"

这下可把同学们都问住啦，大家你看看我，我看看你，谁也答不上来。

"同学们都知道照相机吧？"医生叔叔问。

"知道！"同学们整齐而又响亮地回答。

"你们看，眼睛就好比是照相机。眼球表面的角膜和内部的晶状体就像是照相机的镜头，可以把眼前的景象摄入眼球内部。通过调节晶状体曲度，眼睛可以看清远近不同的物体，就像是调节照相机镜头的焦距。"医生叔叔指点着出现在墙上的一幅人眼构造图说，"大家再来看眼球的底部，这里有一层视网膜，就像是照相机的屏幕，可以以倒影的方式显示出眼睛看到的景象，然后再通过视神经传输给大脑，我们就可以感知物体的大小形状、远近距离和斑斓色彩啦！"

"哦，那我们的眼睛，不就是长在脸上的照相机吗？"潘卡卡脱口而出。

"哈哈，长在脸上的照相机，这个比

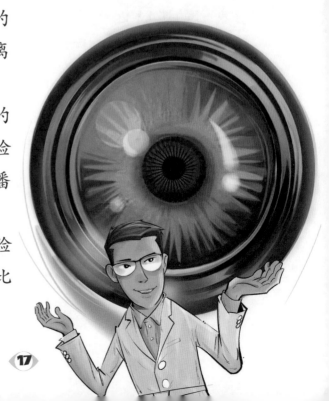

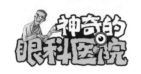

喻非常形象！"医生叔叔冲着潘卡卡竖起了大拇指。

"可是，"潘卡卡还来不及得意呢，就听医生叔叔话锋一转，严肃地说道，"如果我们没有保护好眼睛，眼球是会变长的……"

"眼球变长了会怎么样呢？"洪彤彤张大了嘴巴问。

"你们看啊，眼球变长了，从角膜和晶状体摄入的景象就只能投射在视网膜的前方，视网膜就感受不到清晰的影像画面了。这就说明我们的眼睛近视了！"

"现在，就让我们来看一看，有哪些同学得近视了。"说着，医生叔叔就开始给同学们检查起了视力。

经过检查，有五位同学已经得了近视，他们分别是罗云溪、丁嘉峰、陈凯、洪彤彤和潘卡卡。

"难怪我看书总爱趴着，不然就看不清楚……"陈凯小声嘀咕道。

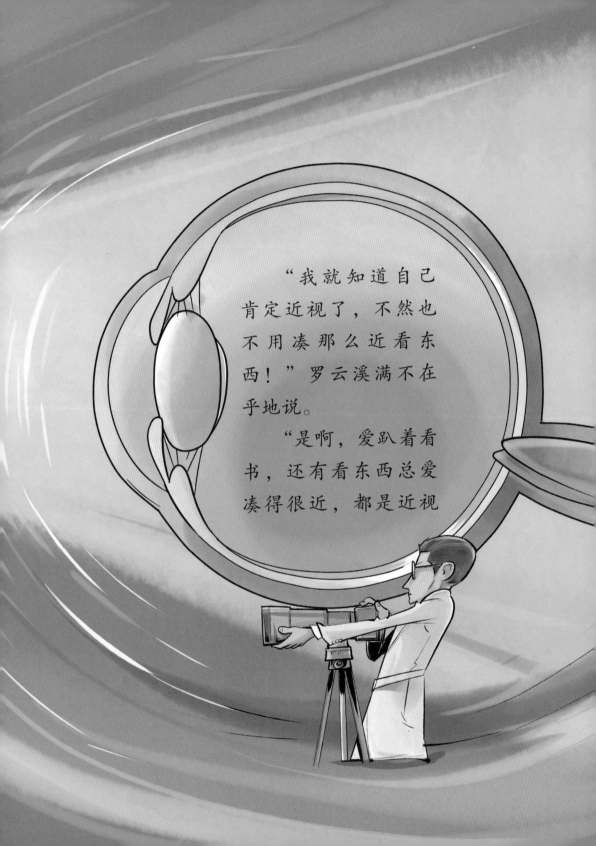

"我就知道自己肯定近视了，不然也不用凑那么近看东西！"罗云溪满不在乎地说。

"是啊，爱趴着看书，还有看东西总爱凑得很近，都是近视

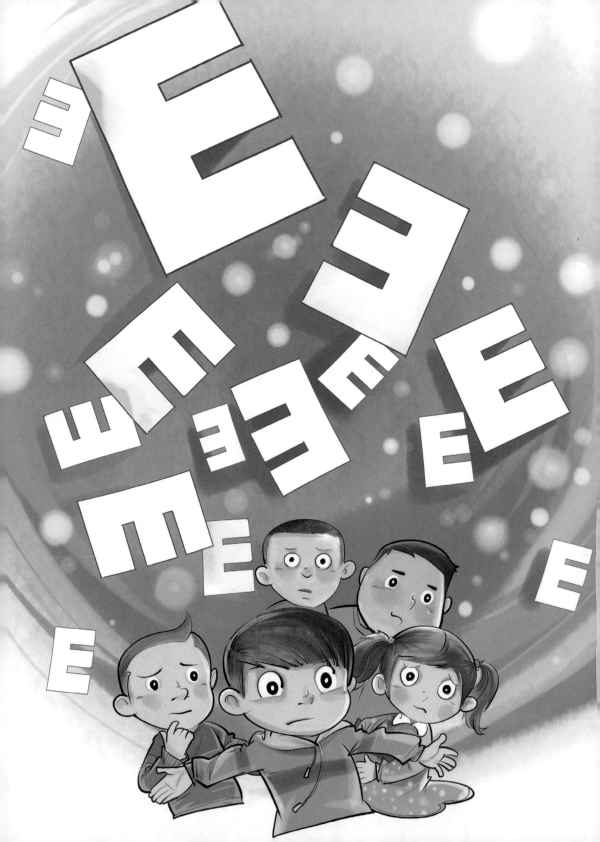

"知道！"同学们整齐而又响亮地回答。

"你们看，眼睛就好比是照相机。眼球表面的角膜和内部的晶状体就像是照相机的镜头，可以把眼前的景象摄入眼球内部。通过调节晶状体曲度，眼睛可以看清远近不同的物体，就像是调节照相机镜头的焦距。"医生叔叔指点着出现在墙上的一幅人眼构造图说，"大家再来看眼球的底部，这里有一层视网膜，就像是照相机的屏幕，可以以倒影的方式显示出眼睛看到的景象，然后再通过视神经传输给大脑，我们就可以感知物体的大小形状、远近距离和斑斓色彩啦！"

"哦，那我们的眼睛，不就是长在脸上的照相机吗？"潘卡卡脱口而出。

"哈哈，长在脸上的照相机，这个比

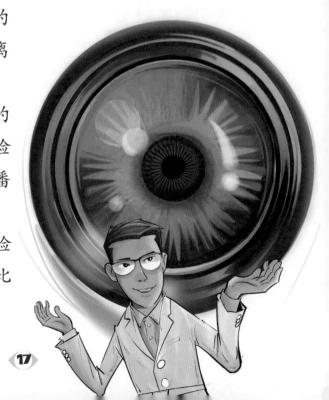

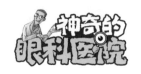

喻非常形象！"医生叔叔冲着潘卡卡竖起了大拇指。

"可是，"潘卡卡还来不及得意呢，就听医生叔叔话锋一转，严肃地说道，"如果我们没有保护好眼睛，眼球是会变长的……"

"眼球变长了会怎么样呢？"洪彤彤张大了嘴巴问。

"你们看啊，眼球变长了，从角膜和晶状体摄入的景象就只能投射在视网膜的前方，视网膜就感受不到清晰的影像画面了。这就说明我们的眼睛近视了！"

"现在，就让我们来看一看，有哪些同学得近视了。"说着，医生叔叔就开始给同学们检查起了视力。

经过检查，有五位同学已经得了近视，他们分别是罗云溪、丁嘉峰、陈凯、洪彤彤和潘卡卡。

"难怪我看书总爱趴着，不然就看不清楚……"陈凯小声嘀咕道。

的表现。"医生叔叔说，"还有，像这几位同学一样，习惯眨眼、揉眼、斜着眼睛或眯着眼睛看东西，也都是近视的典型表现。"

"呜呜呜——"洪彤彤突然哭了起来，"那我们的眼睛，会不会瞎掉啊？"

"不会的。"医生叔叔赶紧安慰道，"你们现在都还是刚刚开始近视，并不太严重，只要从现在开始，注意养成爱眼、护眼、科学用眼的好习惯，就能有效控制近视。"

听了医生叔叔的话，洪彤彤这才破涕为笑。她想了想，又问："那我现在已经近视了，看不清黑板上老师写的字怎么办呢？"

"可以通过配戴专门的治疗眼镜来矫正视力啊！"医生叔叔笑着说。

"噢，那多难看呀，要变成'四眼田鸡'了！"洪彤彤噘起嘴嘟哝道。

"那你说，是好看重要呢，还是视力重要呀？"医生叔叔问道。

洪彤彤顿时被问得不好意思地低下了头。

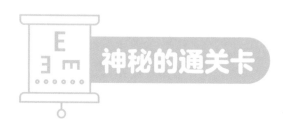

神秘的通关卡

"好了，大家安静一下！"医生叔叔拍了拍手掌说道，"下面，我们一起来帮助这五位同学，找到爱眼、护眼的宝典，怎么样？"

"好啊！"同学们一片雀跃欢呼。

"我们通过做一个通关游戏，来帮助他们吧。"医生叔叔拿出了一个百宝箱，"在这个箱子里，有五套卡片，每套卡片有六张，每张卡片上有一串数字或符号。"

说着，医生叔叔打开箱盖，从里面摸出卡片，分到了五位近视的同学手中。

潘卡卡好奇地翻看着手中的卡片。

只见第一张卡片上，画着五个大大的叉：××××。

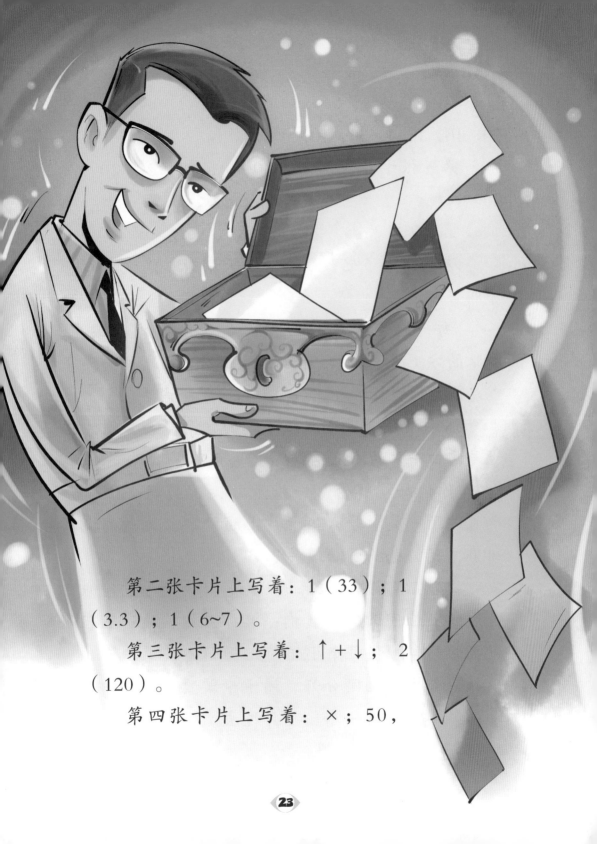

第二张卡片上写着：1（33）；1
（3.3）；1（6~7）。

第三张卡片上写着：↑+↓；2
（120）。

第四张卡片上写着：×；50，

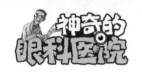

20、10，1；4，30、10，××。

第五张卡片上写着：30~40，10；20，20，20。

第六张卡片上写着：√√√√√×××。

这也太难了吧？简直就是天书嘛！潘卡卡心中叫苦不迭。

"每一组数字和符号，代表的就是一种爱眼、护眼的方法。等一下，我会给大家分组，大家去那些房间里面寻找卡片背后的爱眼、护眼方法。"

潘卡卡顺着医生叔叔手指的方向望去，刚才还是雪白一片的墙上，竟已出现了五扇门。

"你们每'解密'一张卡片，就帮助全班同学通过了一关。等六张卡片上的护眼秘诀全都找到了，我们也就成功通关了。"

"现在我们来分组。"医生叔叔伸手点了点身边的五位同学，"我们一共分五组，请这五位近视的同学担任每个小组的组长……"

五组同学刚刚分好，潘卡卡就紧握着手中的卡片，率先朝着一扇门飞奔过去。顿时，其他同

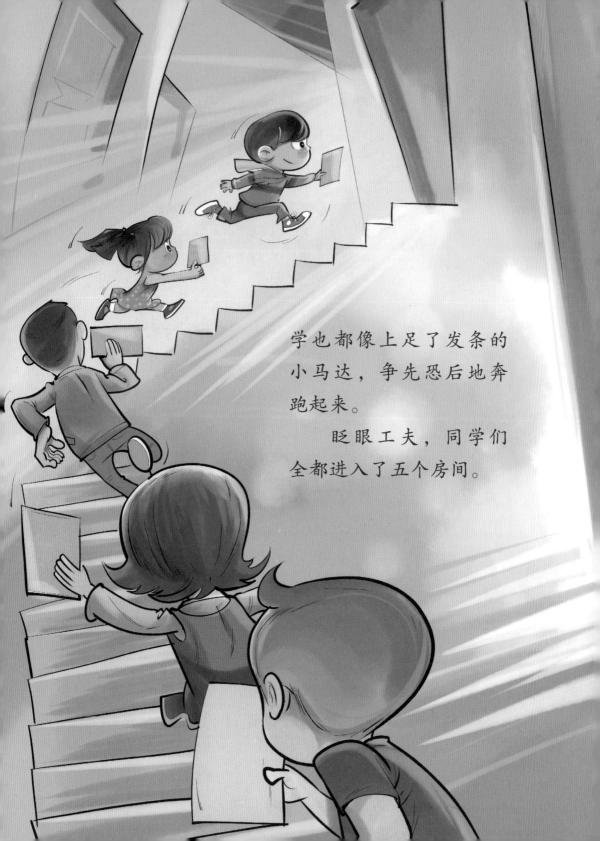

学也都像上足了发条的小马达，争先恐后地奔跑起来。

眨眼工夫，同学们全都进入了五个房间。

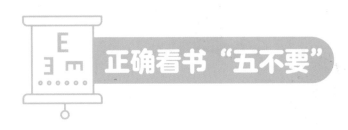

正确看书"五不要"

潘卡卡进入了第一个房间,看到雪白的墙上挂满了照片。他注意到,其中有一组照片,全都是一个手捧着书本的小姑娘。不同的是,小姑娘是在各种场合中看书。

这些看上去很相似的照片,究竟想告诉大家什么呢?潘卡卡认真地研究起来。他发现图片中的小姑娘,一会儿坐在窗明几净的教室里看书;一会儿坐在人头攒动的公共汽车上看书;一会儿在大马路上边走边看;一会儿又躺在家里的沙发上看……

"这个女孩好用功,不管什么时候,都在看书呢!"一位同学赞叹道。

"是很勤奋,不过妈妈说过,这样看书对眼

睛不好……"另一位同学严肃地说。

对眼睛不好？潘卡卡猛地醒悟过来。他再仔细一瞧，没错，眼前这组照片中，小姑娘读书的环境有些是正确的，有些显然是错误的。潘卡卡数了一下，在错误的环境下阅读的照片正好有五张。

"我知道了！"他赶紧抽出那张画着五个大叉的卡片，兴奋地大喊起来，"你们看，这五个叉的意思，就是告诉我们：第一，不要在走路的时候看书；第二，不要在坐车的时候看书；第三，不要在耀眼的强光下看书；第四，不要在光线太暗的地方看书；第五，不要躺着或趴着看书！"

"恭喜你们，顺利通过了第一关！"医生叔叔的声音从房间一角的扩音喇叭里传来，"没错，很多近视的发生，就是由不良的用眼习惯造成的。所以，我们要给这五种不良的用眼习惯打叉！"

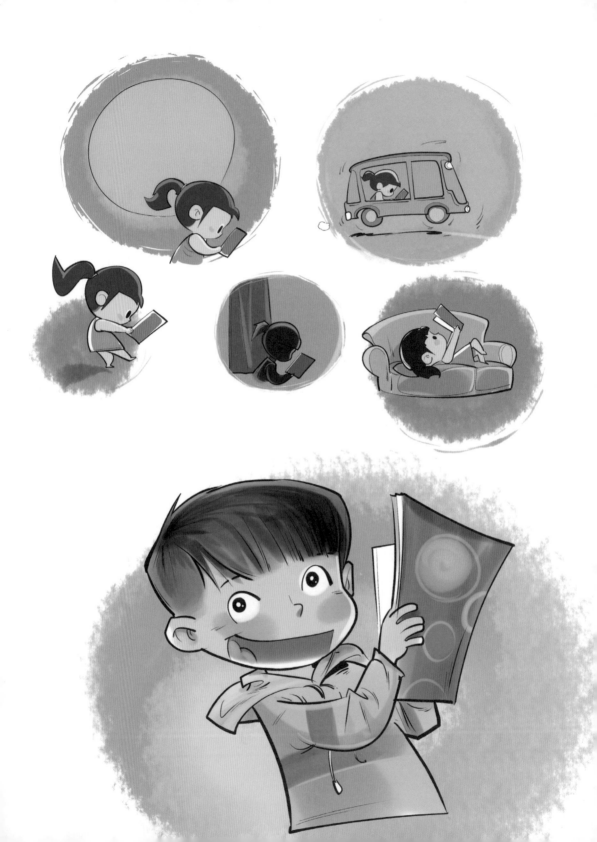

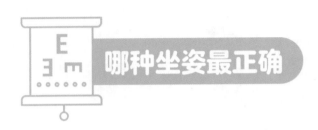

哪种坐姿最正确

另一个房间里，陈凯和同学们被墙上的一幅巨大图画吸引住了。

画面上是一间教室的全景。只见教室内每一张课桌前，都坐着一名正在听课的学生。但这些同学坐姿各异，有的腰板笔挺正襟危坐；有的举起两条胳膊支撑着小脑袋；有的弓着后背舒服地靠在椅背上；还有的竟然直接趴在了课桌上……

"嘻嘻，这个同学好像你，像头熊一样趴在桌上！"一位同学笑着对陈凯说。

陈凯的脸上顿时红一阵青一阵的。

"陈凯，难怪你会近视呢，老这样趴着看书写字可不行！"另一位同学好心地提醒道。

"是啊，趴着看书写字，书本和眼睛的距离很近，眼睛长时间、近距离地工作很容易疲劳。"医生叔叔的声音响起，"还有弓着背、用胳膊撑着脑袋，这些坐姿同样是错误的，也会引起近视……"

　　"那怎样的坐姿才是正确的呢？"有位同学问道。

　　"一尺、一寸、一拳啊，就像图片中第一排中间的这位同学这样。"医生叔叔提醒道，"我们读书写字的时候，身体要坐正，书本要放平，然后注意眼睛距离书本要保持一尺远，手离笔端要保持一寸远，还有胸口距离桌子要保持一个拳头那么远。"

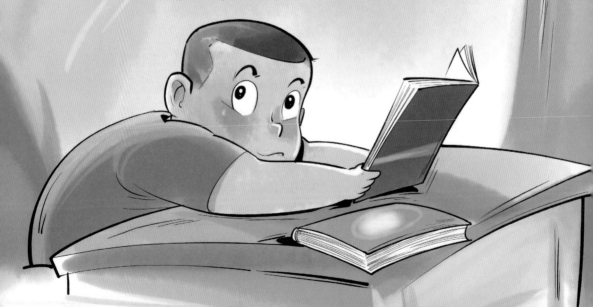

"眼睛距离书本一尺远……"陈凯喃喃道，"一尺是多长呢？就是33厘米……"

　　"那么，一寸不就是3.3厘米吗？"陈凯继续比画着自己的小手，恍然大悟，"我的一个拳头，不正好就是6~7厘米大小吗？"

　　"哈哈，我也找到答案啦！"陈凯兴奋地抽出一张卡片，那上面写着一串数字：1（33）；1（3.3）；1（6~7）。

　　"恭喜第二组，你们也成功找到通关密码啦！"

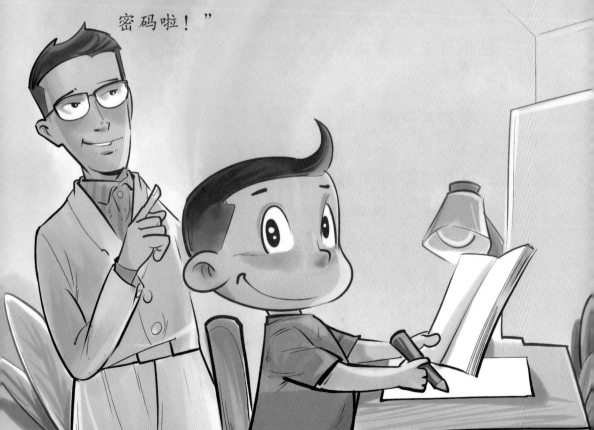

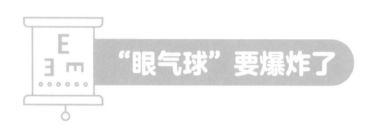

"眼气球"要爆炸了

　　洪彤彤和其他组员们进入的是三号房间。在满墙的图片中，最先引起她注意的是这样一幅画：一个戴着"瓶底"眼镜的女孩子，正拿着一支画笔趴在桌前画画。在她的身后，还有一架钢琴等着她去弹，还有一把小提琴等着她去拉，还有一沓书法字帖等着她去练……

　　看到这番情景，洪彤彤忍不住对同学们说："我妈也是这样的，不断给我报各种兴趣班，弄得我一点自己的课外活动时间都没有。"

　　没想到，洪彤彤的感叹引来了同学们的强烈共鸣，大家纷纷开始抱怨起来。

　　"这些读写练习类的兴趣班，需要长时间用眼，大大增加了孩子们的用眼负担。如果没有养成良好的用眼习惯，很容易让孩子的眼睛发展成真性近视。"

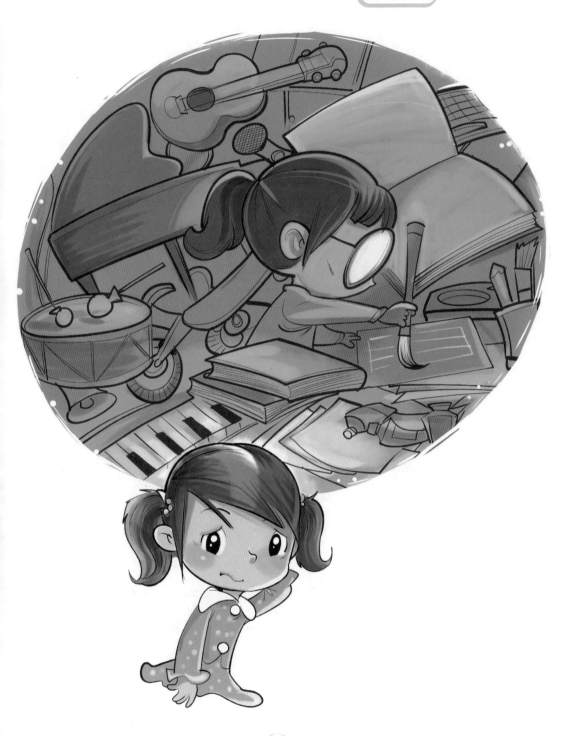

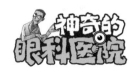

医生叔叔竟然也站到了孩子们这边，他严肃地说，"我们的眼球就好比一个气球，如果长时间、过度地近距离用眼，会导致眼睛的肌肉抽筋，眼球会越拉越长，近视度数就越来越高。最后，眼睛甚至会因眼底的视网膜脱落而导致失明！"

"不过，我刚才说的那些都是室内的兴趣班，用眼量大，应该要减少。但是有些活动，比如踢足球、打篮球、打羽毛球、打乒乓球，还有爬山、放风筝等等，都可以在室外进行，对预防近视就很有好处。"医生叔叔补充道。

"为什么室内的兴趣活动对眼睛不好，而室外的活动就有好处呢？"

"因为室内环境通常采用人工照明，更容易引发近视。而户外活动时，环境是开放的，远眺能放松眼睛的肌肉，缓解眼睛的疲劳。而且，户外的阳光还可以促进人体内一种叫多巴胺的物质的分泌，它可以抑制眼球的变长，这些对预防近视非常重要，所以我们要增加白天的户外活动和锻炼！"医生叔叔说道。

"我也很想到户外去玩。可是，我们每天的学习都这么紧张，爸爸妈妈才不允许我整天往外跑呢！"洪彤彤噘着嘴说。

"整天在外面玩，当然不行啦！"医生叔叔大笑起来，"你们每天只要保证两小时，也就是120分钟的户外活动时间就可以了。"

"每天两小时，120分钟……"洪彤彤若有所思地摸出一张卡片，只见上面写着：↑+↓；2（120）。

没错，2（120），应该就是这个意思！可这一上一下的两个箭头，又是什么意思呢？她正琢磨着，旁边一位同学惊喜地提醒道："刚才医生叔叔不是说了要增加户外活动，减少室内的兴趣班吗？这不就是↑+↓嘛！"

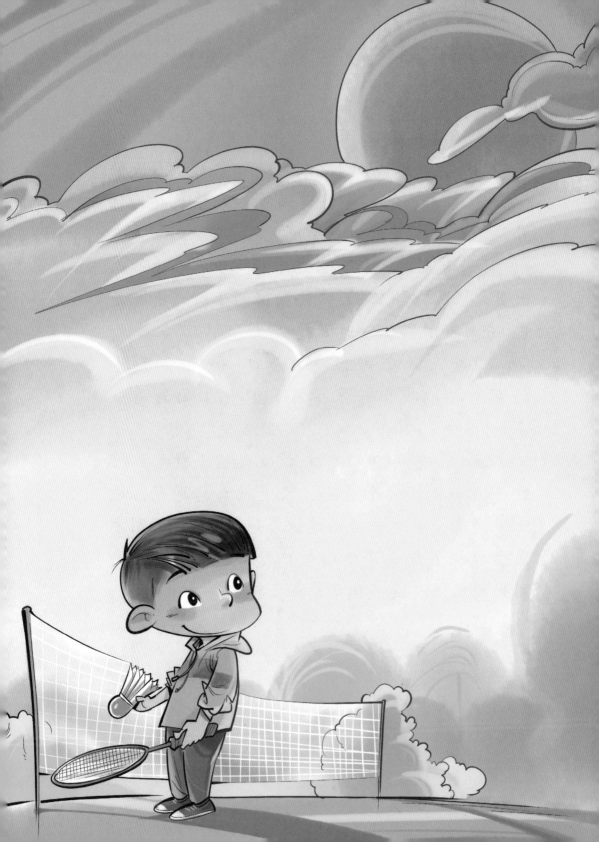

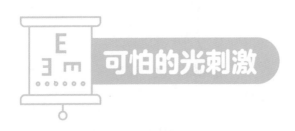

可怕的光刺激

听到医生叔叔在喇叭里说，第一、第二和第三组都已经找到了通关密码，要强的丁嘉峰心里可着急了。他也想尽快找到第四道通关密码，可是望着贴满墙壁的照片，他却一点头绪都没有。

"要是有一台电脑就好了，可以上网查一下，保护视力到底有哪些方法。"丁嘉峰心里想道。

想到电脑，他突然注意到墙上有一张宣传画，最上面写着一排字：要合理使用电子产品。

"合理使用？怎么才算是合理使用呢？"丁嘉峰一边想一边仔细地看了起来。

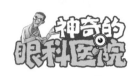

只见宣传画的最左边，画着一个小男孩正在专注地盯着手中的平板电脑，边上有一行字：不要玩电子游戏。

为什么呀？丁嘉峰心里不禁一惊，他最爱玩电子游戏了。

"因为电子产品会对我们的眼睛产生较强的光刺激。而电子游戏又容易上瘾，

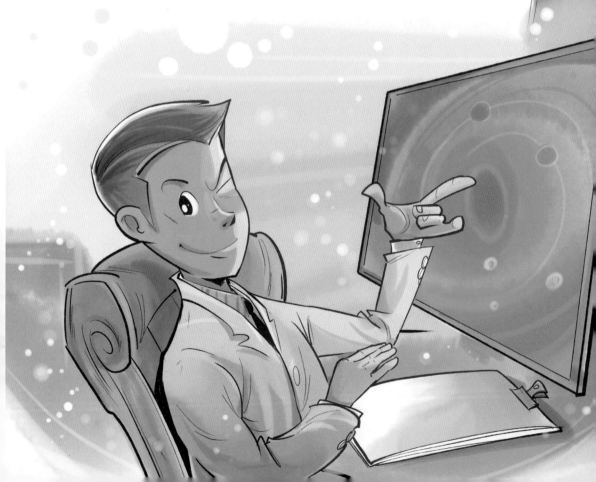

长时间盯着电子屏幕，极易导致眼睛疲劳，引发近视。"医生叔叔仿佛看出了丁嘉峰的疑惑，突然在喇叭里讲了起来。

"那万一我们学习的时候必须要用到电脑，该怎么办呢？"丁嘉峰有些不死心。

"图上不是有说明吗？你继续看下去啊！"

丁嘉峰定睛一看，果然在宣传画的中央，画着一个小姑娘正端坐在电脑前打字，边上有一行大字：合理使用电脑。

大字的下面还有几行小字，这样写道：首先，眼睛不能距离电脑太近，要保持50厘米以上的距离；其次，要严格控制时间，连续通过屏幕学习超过20分钟就要离开电脑，让眼睛休息至少10分钟；第三，每天使用电脑的总时长不能超过1个小时。

丁嘉峰继续看那张宣传图，在最右边，还画着一个坐在电视机前看电视的小男孩。边上也写着一行字：适当看电视。

电视机也是电子产品，那看电视又该注意

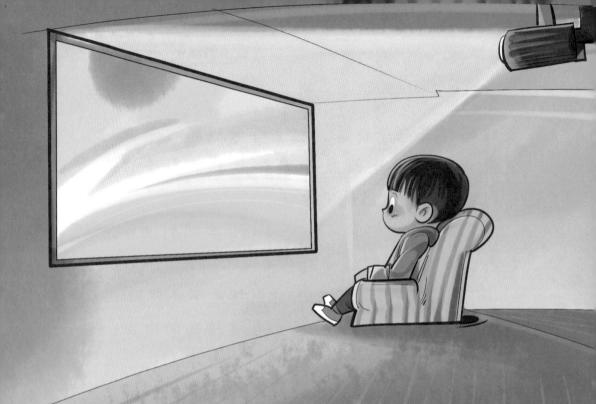

些什么呢？只见图上也有三行小字，有一行跟使用电脑是一样的——"要严格控制时长，每看30分钟就要离开电视，让眼睛休息至少10分钟"。另外两行字，一行是"保持适当的观看距离，双眼与电视屏幕间的距离以电视机屏幕对角线长度的4倍左右为宜"；还有一行是"不能躺着看电视，不能趴着看电视"。

"我明白啦，这张卡片上的数字和符号，讲的就是合理使用电子产品的三种情况！"丁嘉峰兴奋得满脸通红。

"你们看，这第一个叉，指的就是不玩电子游戏！"说着，丁嘉峰找出了那张写着"×；50，20、10，1；4，30、10，××"的卡片。

"好像有点道理，那后面那些数字呢？啥意思？"同学们问道。

"50，20、10，1就是合理使用电脑的诀窍呀，50厘米距离，每使用20分钟休息10分钟，总时间不超过1小时！"丁嘉峰的脸上写满了得意。

"原来是这样！那4，30、10，××就是适当看电视的诀窍啦！"

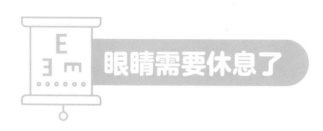

眼睛需要休息了

就在第四组找到通关密码的同时，在第五个房间里的罗云溪，终于也在另一张大图上找到了苦苦寻觅的答案。

在这张图片上，一位身穿校服的同学正站在窗口，远眺窗外绿油油的树木呢！而在他身边的课桌上，放着一本摊开的课本。

看到这个画面，罗云溪的第一反应是：这个同学学习太不认真啦，不好好坐在课桌前看书，却望着窗外开小差！

当他仔细看过写在图画上的一段说明文字，他才醒悟过来。

图画上的说明文字是这样写的：同学们，我们一定要控制好用眼时间。长时间近距离地用眼，会让眼睛很疲劳，久而久之就会导致近视。所以，我们每上完一节课（也就是用眼30~40分钟），就要休息10分钟，可以做眼保健操，也可以远眺放松，最好是看看绿色的植物。而在近距离阅读和写作业的时候，每过20分钟，我们就应该远眺20英尺（约6米）以外20秒钟，来帮助眼睛休息放松，这样才能保护好我们心灵的窗户！

原来这幅图是在提醒我们：眼睛需要休息啦！

读完这段文字，罗云溪的脑海里顿时灵光乍现，他终于明白那张写着30~40，10；20，20，20这串数字的卡片，是在提示大家要注意控制近距离用眼时间。

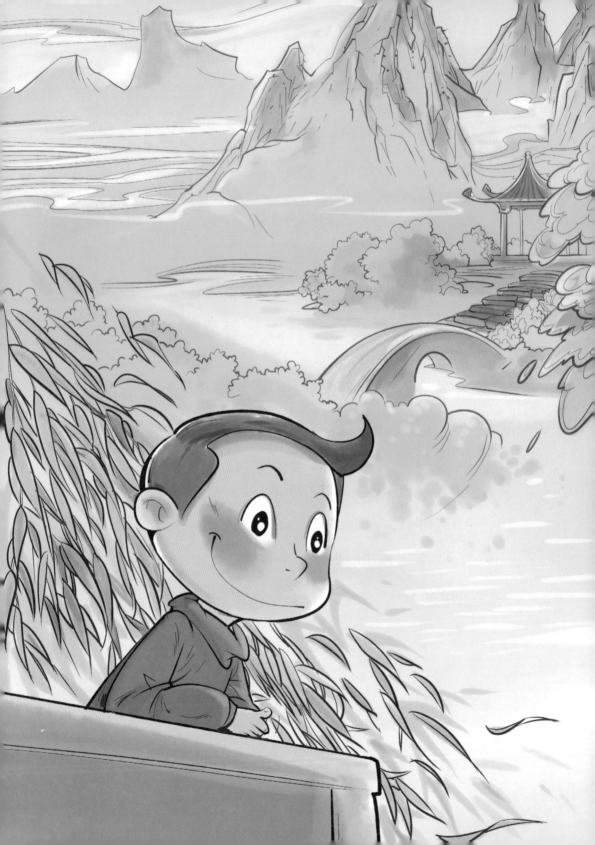

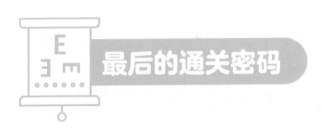

最后的通关密码

　　经过同学们齐心协力开动脑筋，六张卡片中的五道通关密码，终于被五个小组分别找到了，可剩下的最后一张，却把大家给难住了。

　　这些钩钩叉叉到底是什么意思啊？潘卡卡手里握着最后那张通关卡，抬头看看墙上，忽然发现，那些有小朋友在做各种动作的照片和图画，几乎都被五个小组找出来了。因为这些画面中的小朋友所做的动作，都隐含着爱眼、护眼的要点。可是剩下的那些图片又包含着什么意思呢？

　　潘卡卡眯起眼睛，把墙上的图片又全扫视了一遍。咳！剩下的全是些美食图片，什么可乐、薯条、苹果、青菜……看到这些照片，潘

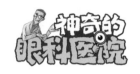

卡卡的肚子不由自主地咕噜咕噜叫了起来。

直觉告诉他，最后一道通关密码一定就藏在这些图片里。但是，这些食物究竟跟那些钩啊叉啊，有什么关系呢？

这时，他身边的同学们也被墙上这些美食吸引住了："真想来一杯可乐啊！"

"我的肚子已经在抗议了，要是能来一个鸡蛋该多好！"

"鸡蛋最难吃了，我宁可挨饿也不要吃鸡蛋，我喜欢吃鱼！"

"鱼我才不要吃呢，那么多刺！"

"同学们，光吃爱吃的东西行吗？"医生叔叔忽然又开口说话了，"我们的眼睛也需要各种营养成分，挑食、偏食可不利于我们保护视力哦！"

听了医生叔叔的话，潘卡卡猛然醒悟过来：如果搞明白了哪些食物对眼睛有益，是不是就可以找到最后的通关密码了呢？

想到这里，他赶紧问道："医生叔叔，

那我们应该多吃什么食物，才能对眼睛有好处呢？"

"哈哈，这个问题问得好！答案嘛，就在墙上的这些图片中……"医生叔叔接着说，"蛋白质和B族维生素都很重要，可以不断补充眼睛内的胶原组织和消耗的视网膜细胞。请同学们找一找，哪张图片中的食物所含的动物蛋白质和B族维生素特别丰富啊？"

"这一张！"同学们不约而同地指向一张画着鱼、虾、牛奶和鸡蛋的图片。

"没错。"医生叔叔肯定道，"还有一类物质叫维生素A，也是眼睛必不可少的营养素。"

"我知道！"潘卡卡指着另一张图片高声抢答，"爸爸跟我说过，动物肝脏、水果和蔬菜都含有特别丰富的维生素A！"

"同学们，那你们平时喜欢吃荤菜还是素菜呀？"医生叔叔又提了一个新的问题。

"荤菜！"同学们的回答不约而同。

"但是有三类蔬菜瓜果，对保护视力特

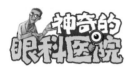

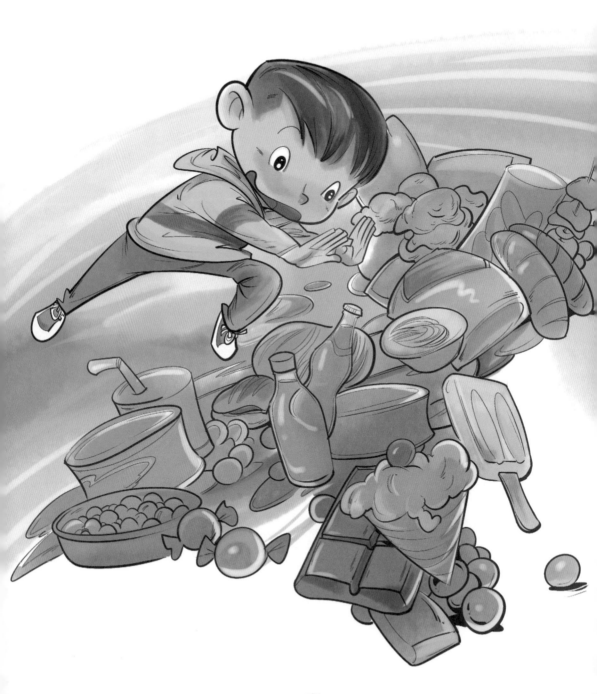

别有帮助，你们也应该多吃：一类是黄色瓜果，一类是绿色蔬菜，还有一类就是紫色的蔬菜和水果……"

"哦，这张图片上有青菜、菠菜、茼蒿、芹菜、香菜，这些都是绿叶蔬菜；那张图片上有茄子、桑葚、蓝莓、紫葡萄、紫甘蓝、紫番薯，那些都是紫色食物。"潘卡卡指着墙上的三张图片说道，"还有那张图片，画着玉米、南瓜、胡萝卜和西红柿，那些应该都是黄色瓜果吧？"

"没错，这些食物对眼睛有好处。你们数数看，一共有几类啊？"医生叔叔提醒道。

"富含蛋白质和B族维生素的食物、富含维生素A的食物、黄色的瓜果、绿色的蔬菜、紫色的水果和蔬菜……"潘卡卡一边扳着手指一边数，"一共有五类！"

"这五类食物要多吃，那不就是五个钩吗？"同学们一下子都明白过来，"那还有三个叉呢？又是什么意思啊？"

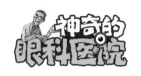

"那肯定就是不能多吃的三类食物喽！答案就在那三张图片上！"

同学们顺着潘卡卡手指的方向，一起望向墙上并排贴着的三张图片。

第一张图片上，画着糖果、冰激凌、巧克力、罐头水果、奶油蛋糕，这些都是含糖量很高的食物；第二张图片上，画着油条、麻花、薯条、炸鸡块、方便面，这些都是油炸食物；第三张图片上，画着一瓶瓶的可乐、果汁、冰红茶，这些是碳酸饮料和加了添加剂的饮料。

"对，这三类食物不利于我们保护视力，大家应该尽量少吃或者不吃！"医生叔叔给予了肯定。

"叉！叉！叉！"潘卡卡开心地举起手臂，用力地挥舞道。

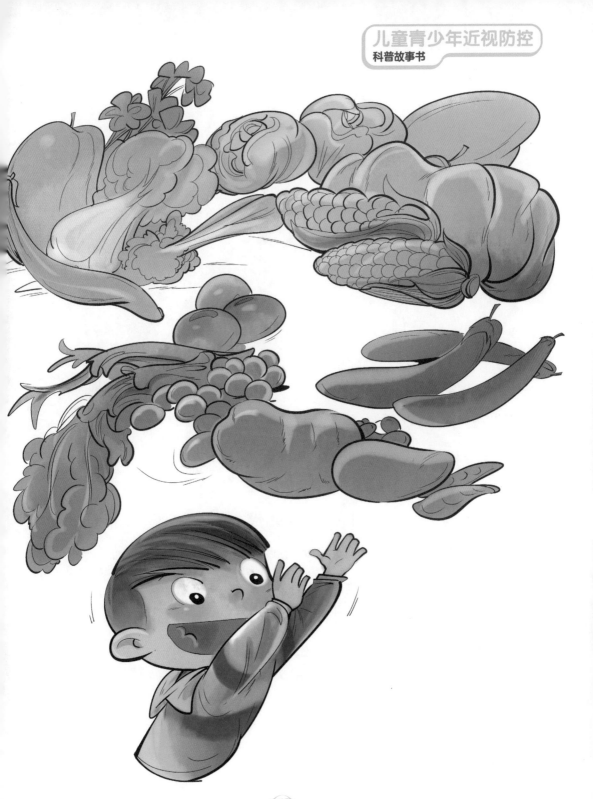

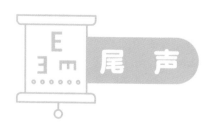

尾声

"同学们，恭喜大家通关成功，请大家回到大厅集合！"

医生叔叔一声令下，同学们都兴高采烈地跑出小房间，跑向医院的大厅。

穿着白大褂的医生叔叔，已经笑容可掬地站在大厅里等候大家啦。

"再次祝贺同学们闯关成功！现在，大家已经知道爱眼、护眼的六条秘诀了吧？让我们一起再来复习一遍好吗？"

"好！"同学们高声齐答。

"第一条——"医生叔叔引导大家。

"培养良好的用眼习惯！"

"第二条——"

"保持正确的读写姿势！"

"第三条——"

"增加日间户外活动和锻炼！"

"第四条——"

"合理控制近距离用眼时间！"

"第五条——"

"多让眼睛休息！"

"第六条——"

"不挑食不偏食！"

站在同学们的中间，潘卡卡回答得特别响亮。

从神奇的眼科医院回来之后，潘卡卡就像变了一个人似的。过去爱挑食——最不喜欢吃青菜萝卜、最爱吃炸鸡、喝冰可乐的他，现在竟悄悄地改变口味，变得一点都不挑食偏食了。甚至，连从前那个老爱躺在沙发上偷玩妈妈手机的坏毛病，也在不知不觉中改掉了。

转眼之间，一个学期很快就过去了。这天，班主任李老师又带着大家来到了那家神奇

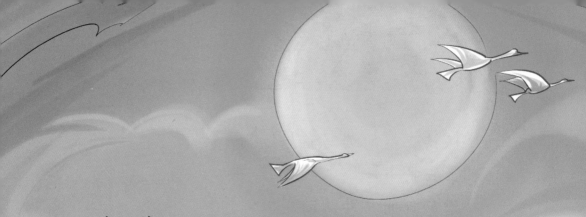

的眼科医院。经过医生叔叔的检查，班上不仅没有新增近视的同学，就连潘卡卡、罗云溪、丁嘉峰、陈凯和洪彤彤的视力也很稳定，近视度数没有增加。

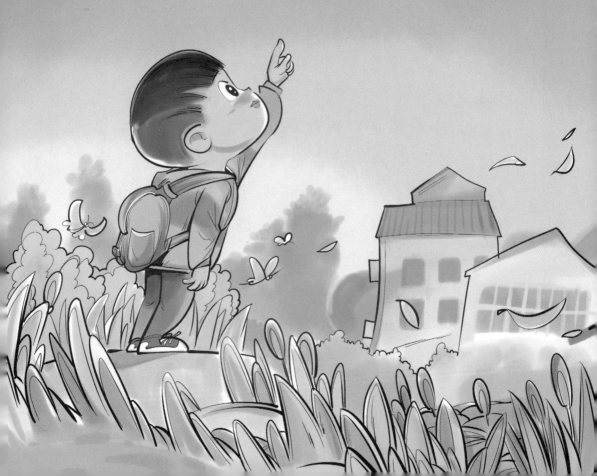

科普小贴士

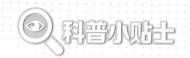
眼睛的结构是怎样的？又是如何看见物体的？

　　眼睛的结构和成像原理跟照相机很相似。眼角膜和晶状体相当于镜头，睫状肌收紧放松相当于自动对焦，瞳孔变大变小相当于光圈，视网膜相当于底片。

　　外界物体反射的光，经过眼的屈光系统聚焦到眼底的视网膜上，视神经汇总视网膜上的信息传输给大脑，产生视觉。我们就看见眼前的世界了。

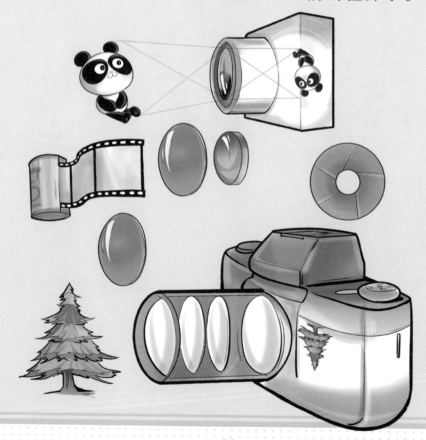

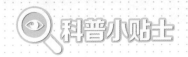

什么是近视？

　　近视，简单来说就是只能看清近处的物体。它是指眼睛在放松的状态下，外界的光线进入眼内后聚焦在视网膜前，不能准确地在视网膜上形成清晰的影像。多数儿童青少年近视患者的眼轴（眼球长度）超出正常范围，称为轴性近视。近视可以预防、控制和矫正，但不能被治愈。

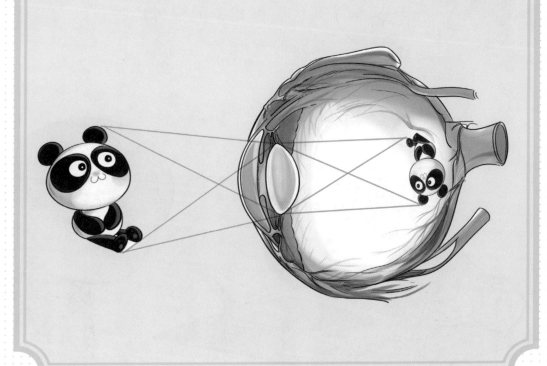

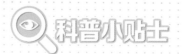

近视有哪些行为表现？

（1）经常皱眉头、眯眼睛；

（2）频繁眨眼睛、揉眼睛；

（3）看东西喜欢凑近看，写作业眼睛贴得近；

（4）上课看不清黑板、投影仪上的文字；

（5）歪头、斜眼看，也是孩子近视的信号，很可能是眼睛出问题了。

　　同学们如果有以上症状，要及时告诉家长和老师，尽早到医院做相关的眼科检查，以便及时矫治。

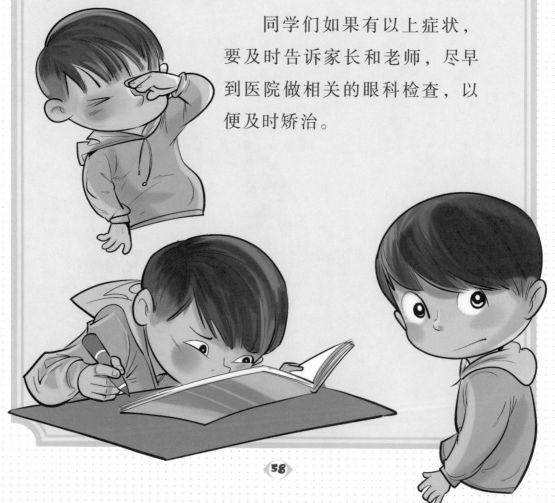

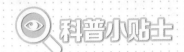
造成近视的主要原因有哪些？

（1）遗传原因：父母有近视超过600度，子女就有可能遗传近视；

（2）过度地近距离用眼：近距离用眼时间过长，如看书、画画、弹钢琴、看电视、玩手机等；

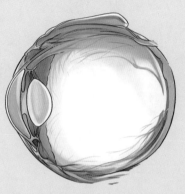

正常的眼球

（3）户外活动时间太少：都在室内活动，接触自然光线少；

（4）用眼姿势和习惯不良：如在光线不良的地方长时间看书、看书的距离过近、躺在床上看书、歪头斜眼看书等；

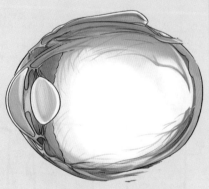

近视的眼球

（5）照明或采光不佳：光线太强或太弱，眼睛都容易疲劳。

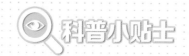

什么是"远视储备"？

新生儿眼球前后径短，大都处于远视状态，一般为300度左右，这是生理性远视，也叫作远视储备。随着生长发育，眼球前后径会逐渐增长，远视的度数也会逐渐降低，而趋于正视。也就是说我们的眼睛先由远视变为正视，如果在此发育过程中用眼过度，远视储备消耗完了，就变成了近视眼。

所以远视储备很重要，它可以作为"储备粮食"供"消耗"，保护孩子们不患近视。如果消耗得越早越多，孩子患高度近视就越早。

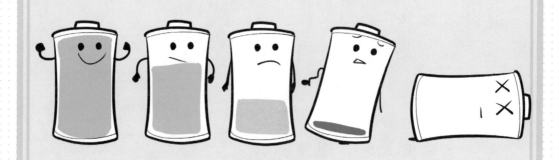

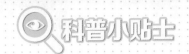

高度近视的危害

600度以上的近视称为高度近视。部分高度近视的患者近视度数会不断增加，甚至发展到一两千度或以上，并伴有视网膜病变等眼底改变，称之为病理性高度近视。这类病人白内障、青光眼、眼底出血、视网膜裂孔或脱离的发生概率要高很多，且眼底的病变严重的话会导致失明。所以高度近视患者要避免眼部外伤，定期到眼科进行检查。

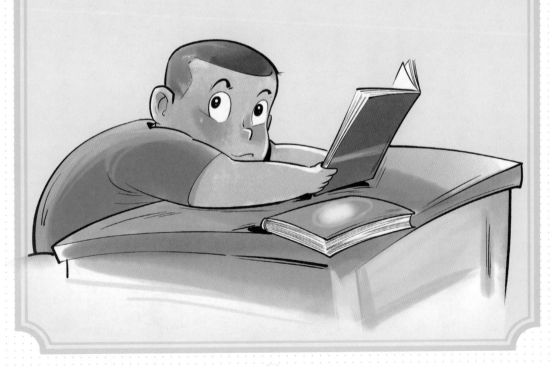

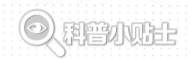

为什么近视防控要从小抓起？

（1） 0～6岁是孩子视觉发育的关键期。如果孩子过度地近距离用眼，或过早参加画画、钢琴等近距离用眼的兴趣班，不进行户外活动，会引起眼球发育过快，消耗远视储备，一旦提前耗完，就会出现近视。

（2）0～6岁也是养成良好用眼习惯的关键阶段。聚焦孩子用眼习惯养成期，开展健康科普和健康教育，从小培养他们的良好习惯。

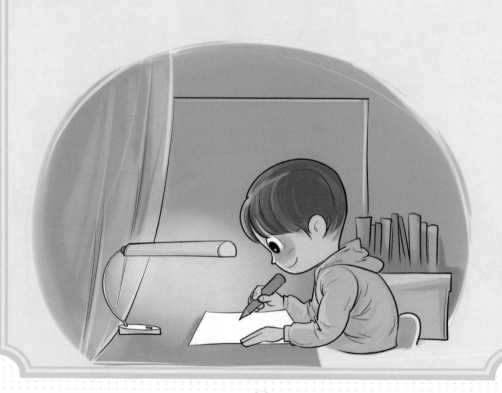

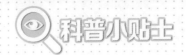

（3）近视的初发年龄越早，成年后的近视度数越高。比如，7岁的孩子如果有100度近视，不加干预，17岁会达到600度近视；11岁的孩子同样是100度近视，不加干预，到17岁就只有300度。

所以保护视力、防控近视要从娃娃抓起。做到早预防、早发现、早干预。

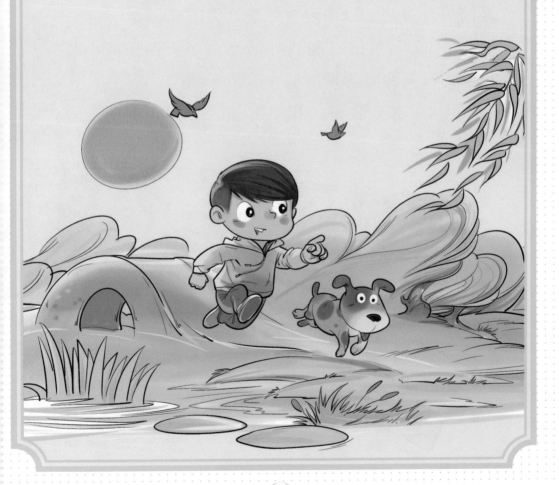

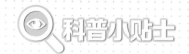

防控近视，我能做什么？

（1）了解爱眼、护眼知识。接受护眼科普教育，培养良好的健康护眼习惯，自己来爱护自己的眼睛，自己是预防近视的第一责任人。

（2）积极关注自身视力异常迹象，及时告知家长和老师视力变化情况。平时可以交替闭上一只眼睛进行自测，以便发现单眼视力不良。

（3）足量的日间户外活动。每天保证两小时以上的日间户外活动时间。

（4）养成良好的用眼习惯。保持正确的读写

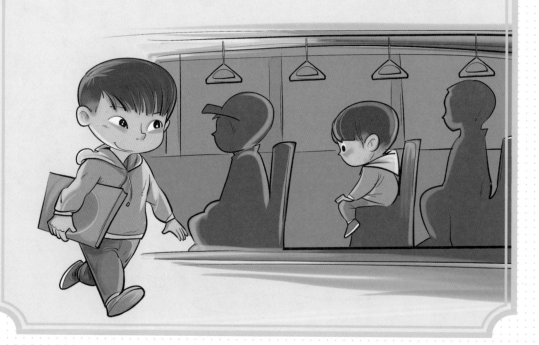

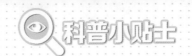

姿势，做到"三个一"：一尺、一寸、一拳。间歇性看远，遵循"20-20-20"法则，每阅读写字20分钟，休息远眺20英尺（约6米）以外20秒。

（5）减少电子产品使用。连续使用电子产品学习时间超过30分钟，至少活动性休息远眺10分钟。两岁以下幼儿不要接触任何电子屏幕，儿童青少年电子产品选择大屏幕，非学习目的使用时间每天累计不超过1小时。

其他方面，小学生要保证10小时以上的睡眠，均衡营养，不挑食、偏食，少吃甜食和油炸食品，多吃新鲜蔬果。

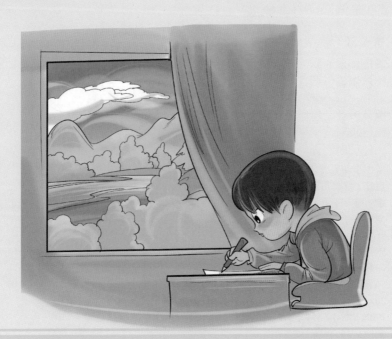

图书在版编目（CIP）数据

神奇的眼科医院：儿童青少年近视防控科普故事书/
陈博君,潘飞著. —杭州:浙江少年儿童出版社,
2021.6
　ISBN 978-7-5597-2363-5

Ⅰ.①神… Ⅱ.①陈… ②潘… Ⅲ.①近视－防治－
普及读物　Ⅳ.①R778.1-49

中国版本图书馆 CIP 数据核字（2021）第 031827 号

神奇的眼科医院

儿童青少年近视防控科普故事书

SHENQI DE YANKE YIYUAN

ERTONG QINGSHAONIAN JINSHI FANGKONG KEPU GUSHI SHU

陈博君　　潘飞 著

责任编辑　赵　坤
美术编辑　柳红夏
插　　画　李广宇
整体设计　宸唐工作室
责任校对　唐佳佳
责任印制　孙　诚

浙江少年儿童出版社出版发行
地址：杭州市天目山路 40 号
杭州佳园彩色印刷有限公司印刷
全国各地新华书店经销
开本 710mm×1000mm　1/16
印张 4.75
印数 1—70000
2021 年 6 月第 1 版
2021 年 6 月第 1 次印刷
ISBN 978-7-5597-2363-5
定价：25.00 元
（如有印装质量问题，影响阅读，请与承印厂联系调换）
　承印厂联系电话：0571-85047183